ÉTABLISSEMENT

Aéro-Pneumatique

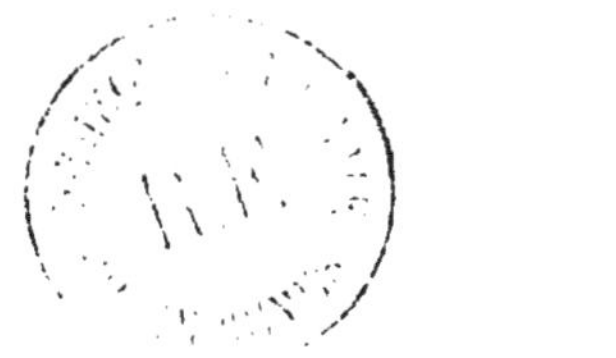

MENTON

PROMENADE DU MIDI

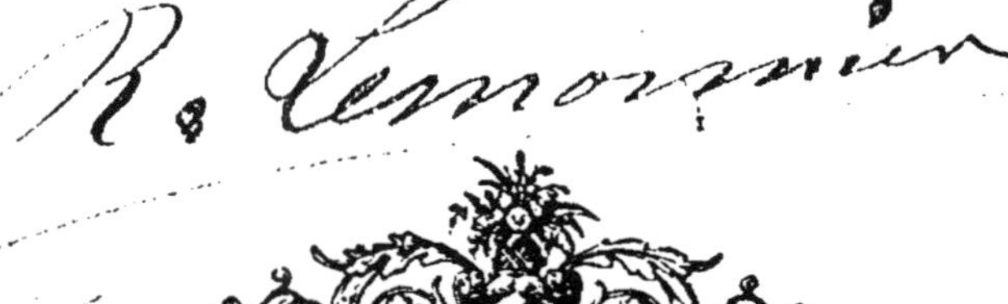

MENTON — IMP. INTERNATIONALE — CIQUET

1892

ÉTABLISSEMENT

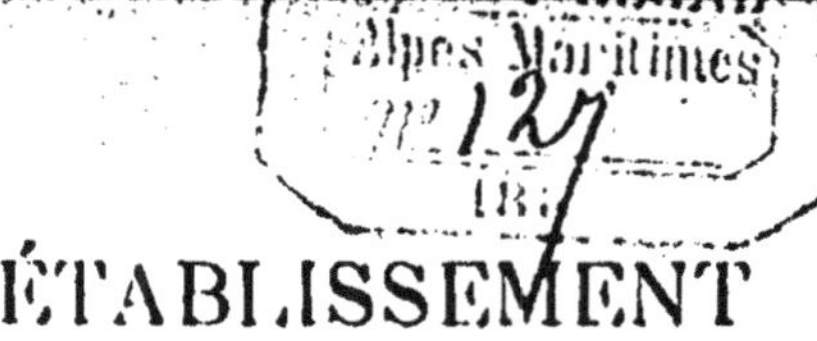

Aéro-Pneumatique

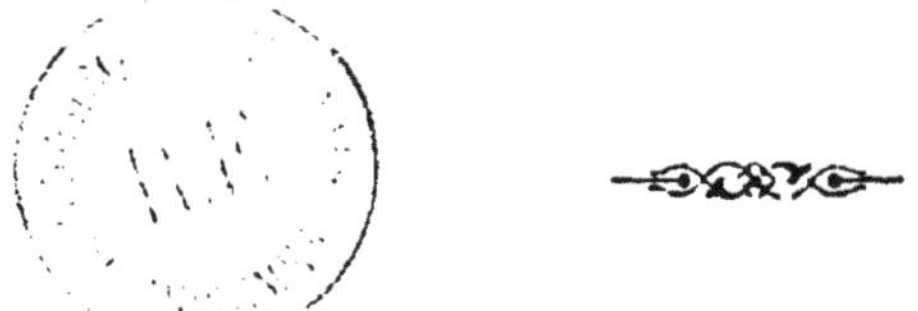

MENTON

PROMENADE DU MIDI

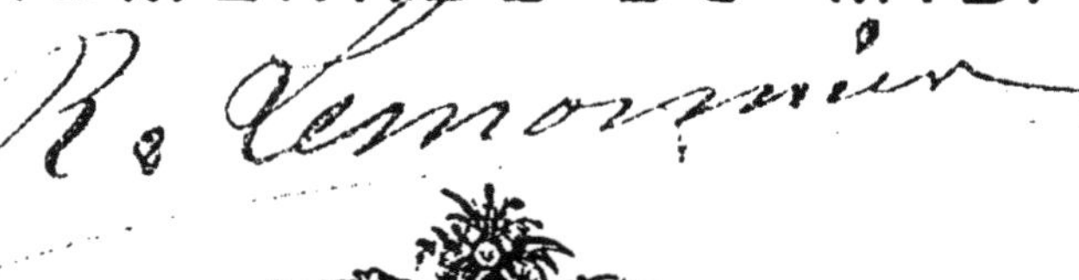

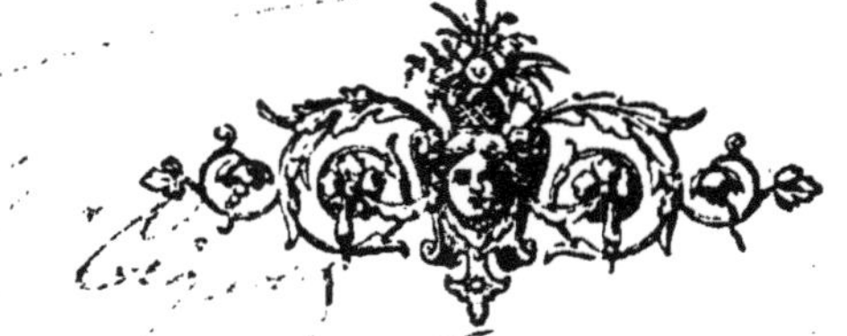

MENTON – IMP. INTERNATIONALE – CIQUET

—

1892

ÉTABLISSEMENT

Aéro-Pneumatique

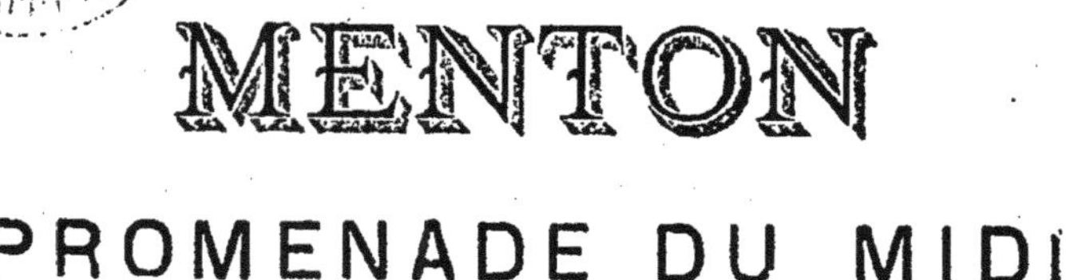

MENTON

PROMENADE DU MIDI

MENTON–IMP. INTERNATIONALE–CIQUET

—

1892

AIR COMPRIMÉ

AIR RARÉFIÉ

Appareils de Waldenburg

INHALATIONS ANTISEPTIQUES

OZONE

KÉPHYR

STÉRILISATEUR BREVETÉ S.G.D.G.

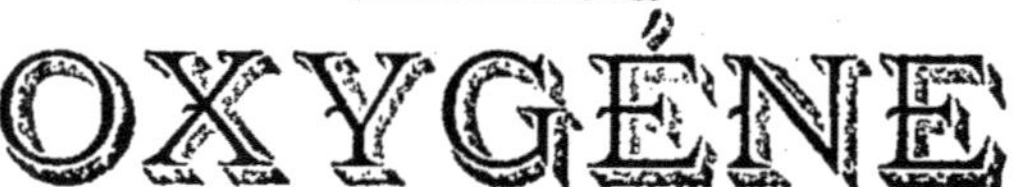

OXYGÈNE
EXTRAIT DE L'AIR ATMOSPHÉRIQUE

APPAREILS DE MESURES
Bascule, Spiromètre, Pneumomètre

L'Etablissement aéro-pneumatique de Menton a été fondé pour le traitement :

1° Des affections chroniques des voies respiratoires :

Asthme, emphysème, Bronchite chronique, pleurésie ancienne, adhérences pleurétiques, tuberculose au 1er degré.

2° Des maladies par ralentissement de la nutrition :

Anémie, chlorose, chloro-anémie, diabète, albuminurie, goutte, rachitisme, obésité.

3° Convalescences et particulièrement, celles des maladies des voies respiratoires :

—o%o%o—

Les méthodes de traitement employées à l'Institut, sont basées sur les découvertes scientifiques les plus récentes pour le traitement de ces diverses affections.

—%o%o—

L'Institut de Menton a été installé par les mêmes ingénieurs qui ont fait l'installation de Lille et qui y ont apporté les mêmes perfectionnements.

Ces perfectionnements ont fait l'objet d'un rapport à l'*Académie de Médecine* lu à la séance du 13 janvier 1891, par M. le Docteur *Dujardin-Beaumetz*. (Voir bulletin de l'Académie de Médecine N° du 14 janvier 1891). — *Il résulte de ces perfectionnements et de ces progrès que, au point de vue de la sécurité du malade et de la salubrité des cloches, l'installation de Lille est la plus perfectionnée de toutes celles qui existent* (Ce sont les termes mêmes du rapport de M. Dujardin.

La sécurité est obtenue à l'aide d'appareils d'arrivée et de sortie de l'air qui en règlent automatiquement la quantité ; et d'une large soupape équilibrée qui empêche la pression de dépasser le chiffre fixé par le médecin. Quant à la salubrité elle est obtenue par des appareils spéciaux qui lavent et renouvellent constamment l'air des cloches.

L'aérothérapie occupe une place de plus en plus grande dans la clinique actuelle. L'action de cette méthode dans les affections des voies respiratoires et dans les maladies par ralentissement de la nutrition, a reçu sa démonstration dans les travaux physiologiques de *Paul Bert* et dans la pratique des plus savants cliniciens de Paris, tels que : Dujardin-Beaumetz, Jaccoud, Brouardel, Moutard-Martin, etc.

APPRÉCIATION DES AUTEURS

1° Faut-il augmenter le champ respiratoire ; *catarrhe chronique, asthme, phtisie pulmonaire;* Faut-il relever la nutrition qui s'abaisse ou se pervertit *(anémie, obésité, diabète, albuminurie, rachitisme)* l'application des bains d'air vous donnera des résultats impossibles à obtenir avec aucune autre méthode.

DUJARDIN-BEAUMETZ.

(Clinique thérapeutique),

2° Opinion du professeur JACCOUD : " L'Indication de l'aérothérapie, dit-il, doit-être soigneusement recherchée chez tous les individus passibles du traitement préventif de la phtisie et là où cette indication est établie, il faut sans retard se mettre en mesure d'y obéir ; le médecin qui néglige l'emploi de cette méthode commet une faute qui peut avoir des conséquences graves, car il rejette ainsi une des armes les plus puissantes du traitement prophylactique. " (JACCOUD, *Curabilité et traitement de la phtisie pulmonaire.)*

3° Opinion de MOURAND-MARTIN : " Le bain d'air comprimé est un moyen trop peu connu et trop peu employé contre la coqueluche. Ces bains donnent en effet d'excellents résultats à toutes les périodes de la coqueluche même à la période de début (contre indication : bronchite aiguë et fièvre). L'avantage de ces bains est presque spontané. " *Bulletin de la Société de thérapeutique de Paris, séance du 24 octobre 1883.)*

LAZARUS et LEYDEN, croient que le bain d'air comprimé est le meilleur moyen à employer pour briser ce cercle vicieux constitué par l'asthme, l'emphysème, la bronchite. (*Société de médecine interne de Berlin, séance du 16 octobre 1882*).

Lazarus en a aussi retiré de bons résultats dans la chlorose et l'anémie (id).

Dans une communication récente faite à la Société de Médecine interne de Berlin, sur le traitement de l'asthme bronchique, Lazarus recommande de nouveau les bains d'air comprimé comme lui ayant donné les plus beaux résultats. Le professeur Schnitzler s'exprime de même dans un récent travail sur le traitement de cette pénible affection.

Aujourd'hui cette nouvelle méthode de traitement s'est généralisée : des cloches pneumatiques dans lesquelles on pratique l'aérothérapie existent à Paris, à Lyon, à Montpellier, à Bruxelles et dans la plupart des grandes villes d'Europe.

Quant à l'installation de Lille et parconséquent celle de Menton, copiée exactement sur celle de Lille, le Bulletin de l'Académie de Médecine declare, comme il a été dit précédemment, qu'elles sont les plus perfectionnées de toutes celles qui existent actuellement.

MODE D'ACTION DE L'AIR COMPRIMÉ

Les résultats obtenus par l'air comprimé sont expliqués par ses effets physiologiques étudiés par PAUL BERT et magistralement développés par lui dans son livre " *La pression barométrique,* "

Effets. — Deux facteurs interviennent dans l'action du bain d'air. Le premier, effet mécanique, pour comprimer les gaz intestinaux, abaisser le diaphragme, d'où augmentation de la capacité respiratoire. D'autre part, la pression atmosphérique, en comprimant les capillaires du poumon, réduit leur calibre et diminue l'hyperhémie, la congestion des muqueuses respiratoires.

Le second effet chimique est d'augmenter l'énergie des oxydations en raison de la tension plus grande de l'oxygène. L'hématose sera donc facilitée, parce qu'elle s'opérera sur une plus grande surface et dans un milieu plus riche en oxygène. (PAUL BERT).

FONCTIONNEMENT DES APPAREILS

L'air qui doit servir à produire la pression est pris dans un jardin, au bord de la mer. Après avoir passé dans un grand nombre de tamis qui arrêtent les poussières, et avoir traversé un bain d'eau de chaux qui arrête les traces d'acide carbonique qu'il contient l'air est refoulé à l'aide des pompes actionnées par un moteur à gaz, dans des récipients où il est accumulé à une forte pression.

Ces récipients constituent la réserve d'air comprimé qui peut servir à donner quatre ou huit bains (suivant la pression) sans faire à nouveau fonctionner le moteur et les pompes.

La chambre où se tient le malade est en tôle d'acier essayée à deux atmosphères : pression qu'on n'atteint jamais : les pressions généralement employées variant de 1 à 5 ou 6 dizièmes d'atmosphères.

La chambre est cylindrique, elle a deux mètres de diamètre et trois mètres de haut, sa capacité est de neuf mètres cubes environ.

Elle est éclairée par 5 larges hublots en verre très épais, dont deux permettent de voir la mer. Deux autres sont situés à la partie supérieure et permettent d'éclairer l'intérieur de la chambre, le soir ou la nuit à l'aide de lampes à gaz placées a l'extérieur.

Dans la chambre se trouve un thermo-siphon muni d'un robinet avec lequel on peut régler la température. Des soupapes et manomètres à mercure indiquent à chaque instant la pression qui existe dans la cloche.

Des appareils spéciaux et perfectionnés assurent l'arrivée de l'air d'une manière très lente et absolument régulière.

Un téléphone se trouve dans ces chambres. Le malade peut donc communiquer avec l'extérieur et demander des objets qu'on lui passe par un sas à air, sans le décomprimer.

D'autres appareils permettent de faire passer l'air à travers des substances médicamenteuses, telles que : Créosote, Gaïacol, Eucalyptol, etc.etc., selon les prescriptions médicales.

L'air respiré par le malade est donc chargé de ces matières qui pénètrent profondément dans les poumons.

Ainsi qu'il a été dit précédemment, la sécurité du malade est absolue. A la partie supérieure se trouve une soupape à large débit et parfaitement équilibrée. Avant d'introduire le malade dans la chambre on règle la soupape pour qu'elle se soulève quand la pression atteint le chiffre fixé par le médecin.

La salubrité est assurée par un renouvellement constant de l'air des cloches.

—❋❋—

Les médecins peuvent indifféremment exprimer la pression qu'ils désirent obtenir, soit en centimètres de mercure, soit en dizièmes d'atmosphère.

Les pressions généralement admises, varient suivant les cas, entre 1 dizième ou 75 millimètres de mercure et 6 dizièmes ou 450 millimètres de mercure.

Dans les divers établissements aéro-pneumatiques français, on classe généralement les bains d'air en 3 catégories :

Bains faibles	de 0 à 2 dizièmes d'atmosphère ou 0-15 centimètres de mercure		
Bains moyens	de 2-4	»	ou 15-30
Bains forts	de 4-6	»	ou 30-45

La durée du bain est d'environ 1 heure 1|2. L'Établissement donne également des séances de nuit. Le malade peut rester toute la nuit dans la chambre à air. Une personne reste en permanence pour la surveillance, la conduite des appareils et le renouvellement de l'air.

—❋o❋—

AIR RARÉFIÉ

On peut également dans ces chambres, produire une dépression qui varie suivant les applications. On obtient ainsi les pressions correspondant à celle qui existent sur le sommet des montagnes.

Dans ce cas on peut faire pénétrer dans la chambre, de l'oxygène pour augmenter la richesse en oxygène de l'atmosphère dans laquelle se tient le malade.

C'est le régime des montagnes réalisé sans déplacement et sans fatigue.

APPAREILS DE WALDENBURG

L'institut possède en même temps que les chambres pour bain d'air, des appareils destinés à augmenter la capacité respiratoire, ou appareils de Waldenburg.

Ils consistent en gazomètres qui peuvent, en se soulevant, faire aspiration et en s'abaissant, faire une pression dans le masque que le malade s'applique à la figure.

Au moment de l'*aspiration*, l'air comprimé à une pression de quelques centimètres d'eau, pénètre dans les poumons, par suite de la mise en communication du masque et de la cloche descendante.

Au moment de l'*expiration*, les poumons sont mis en communication avec la cloche ascendante qui produit un vide, une aspiration de l'air des poumons.

A l'aide de poids variables et mobiles on obtient des pressions et des dépressions qui varient de 1 à 8 centimètres d'eau.

Les appareils de mesure *spiromètre* et *pneumomètre* permettent à chaque instant d'observer l'augmentation de la capacité respiratoire.

—❀o❀—

OZONE

On trouve à l'Institut aéro-pneumatique des appareils ozoniseurs du Docteur LABBÉ.

Nous donnons ci-après le texte d'une communication faite à l'Institut par messieurs LABBÉ et OUDIN, ainsi que celui d'une communication faite au Congrès de la Tuberculose à Paris, le 18 août 1891.

—❀o❀—

L'ozone étant un puissant antiseptique, son emploi est indiqué dans toutes les affections contagieuses comme agent prophylactique de ces mêmes affections :

« Choléra, Fièvre typhoïde, Variole, Rougeole, Scarlatine, dyphtérie, Coqueluche, etc.

Par son action remarquable sur le sang qu'il régénère rapidement, il convient spécialement aux personnes débiles et anémiques, aux convalescents de maladies graves.

Sa puissance antiseptique bien reconnue, jointe à son action tonique et stimulante des fonctions respiratoires et digestives en fait un remède de premier ordre dans la Tuberculose pulmonaire.

Enfin son pouvoir oxydant des plus énergiques, en indique tout naturellement l'emploi dans les maladies par ralentissement de nutrition :

Diabète, Goutte, etc...

—◦§✕—

COMMUNICATION FAITE A L'INSTITUT
(ACADÉMIE DES SCIENCES)

Sur l'ozone considéré au point de vue physiologique et thérapeutique :

Par M. D. LABBÉ et OUDIN

« Jusqu'à présent, lorsqu'on a voulu étudier les propriétés biologiques de l'ozone, on s'est placé dans les conditions expérimentales ordinaires, c'est-à-dire que l'on a enfermé des animaux sous des cloches ou dans des récipients hermétiquement clos, traversés par un courant d'oxygène ozonisé, préparé par voie chimique ou par l'action de l'effluve sur l'oxygène. Cette manière d'opérer est éminemment défavorable, et c'est à elle que la science est redevable de cette erreur : que l'ozone est un gaz dangereux à respirer.

« Préparé par voie chimique, l'ozone est toujours impur, mélangé parfois à des composés d'une

toxicité très grande, l'acide phosphoreux par exemple.
Si on le prépare avec l'oxygène pur, on en obtient des
quantités considérables qui, mélangées à l'oxygène
non transformé, constituent un ensemble forcément
dangereux à respirer, surtout dans un espace clos.
Si, au contraire, on se place dans des conditions qui
se rapprochent davantage de la production naturelle
de l'ozone, on arrive à des résultats diamétralement
opposés. En laissant l'animal en expérience respirer à
l'air libre un mélange d'air atmosphérique et d'ozone,
jamais on n'observe le moindre accident.

« Nous préparons l'ozone en faisant passer un
courant d'air entre deux tubes concentriques dont l'in-
tervalle est sillonné par des étincelles. Mais nous avons
remarqué que le mode de construction de cette sorte
de condensateur influe beaucoup sur le débit de l'o-
zone, et, pour avoir ce débit plus grand, nous prenons
le tube interne clos et contenant de l'air raréfié qui
agit comme corps conducteur parfait et parfaitement
appliqué à la surface du diélectrique qui est le verre.
L'autre armure du condensateur est constituée par
une feuille métallique appliquée à la face interne du
tube externe.. C'est entre cette feuille de métal et la
surface de verre du tube interne, séparées par un in-
tervalle de 3^{mm} à 4^{mm}, qu'éclatent les étincelles géné-
ratrices de l'ozone.

Nos tubes, avons nous dit, sont écartés de 3^{mm}
à 4^{mm} ; dans cet espace annulaire, la légère élévation
de température produite par l'effluve suffit à assurer
un courant d'air ascendant entrainant l'ozone.

« Dans ces conditions nous ne dépassons jamais ce que dous appelons la dose thérapeutique, qui
est de 11 à 12 centièmes de milligrammes par litre
d'air, et, bien qu'au bout d'un quart d'heure on ait
respiré ainsi 2mgr. d'ozone, dose réputée dangereuse,
nous avons pu, pendant des heures, soumettre des
animaux, nous soumettre nous-mêmes à ces inhala-

tions, et, une fois sûrs de leur innocuité, en faire respirer des milliers de fois à des malades cachectiques, à des enfants, même en bas âge, sans le moindre inconvénient.

« *Action physiologique.* — On sait que la quantité moyenne d'oxyhémoglobine, contenue dans le sang est de 13 à 15 pour cent. Or, s'y l'on prend un sujet dont le sang renferme un peu moins que ce chiffre d'oxyghémoglobine, 10 ou 11 pour 100, par exemple, ce qui est la règle pour les habitants des villes, après dix minutes ou un quart d'heure d'inhalations, on trouve une augmentation de 1 pour 100. Ce phénomène est constant ; nous l'avons observé maintes fois avec l'hématospectroscope du docteur Hénocque, qui a bien voulu contrôler lui-même nos observations. Si, avant l'inhalation, le taux de l'oxyhémoglobine était normal, on n'observe qu'une très faible augmentation, quelquefois même rien du tout. Cette augmentation de l'oxyhémoglobine persiste pendant douze à vingt-quatre heures seulement, si le malade ne fait pas d'autres inhalations ; mais s'il les renouvelle tous les jours, la quantité d'oxyhémoglobine continue à croitre peu à peu jusqu'au chiffre physiologique.

« On sait, et nous ne reviendrons pas sur ce point scientifiquement établi, que l'ozone est un des plus puissants germicides que l'on connaisse, et qu'à dose très faible, il arrête les fermentations les plus avancées. D'autre part, le bacile de la tuberculose est un des plus résistants aux antiseptiques et ceux qui le tuent *in vitro* sont d'une toxicité qui rend leur emploi chez le malade absolument illusoire ou dangereux. L'ozone agit-il sur le microbe de la tuberculose comme sur les autres ? C'est ce qu'il nous restait à chercher.

« Nous avons fait, avec la collaboration de M. Veillon, des cultures de baciles sur la gélose glycérinée, et nous les avons divisées en deux parties de deux tubes chacune. L'une devait nous servir de témoin. Les deux autres tubes furent traversés pendant deux heures par le courant d'ozone fourni par notre appareil ordinaire. Puis quatre cobayes furent inoculés, chacun d'eux avec le contenu d'un tube. Les deux cobayes témoins sont morts au bout de vingt-cinq jours ; les deux autres vivent encore aujourd'hui, cinquante jours après inoculation. Sans attribuer à cette première expérience plus d'importance qu'elle n'en a, elle n'en est pas moins intéressante et encourageante.

« Nous insisterons en outre, sur un mode d'action de l'ozone qui n'a pas à notre connaissance, été encore signalé et qui peut avoir en thérapeuthique une valeur très grande : nous voulons parler du déplacement moléculaire et du transport par le courant d'ozone du métal qui sert d'electrode.

« Pour arriver à ozoner un laboratoire de 300^{mc}, nous employions dix de nos tubes précédemment décrits, chacun ayant 80 centimètres de longueur environ. Ils étaient montés en quantité. Comme source d'électricité, nous avions une dynamo Gramme à courants alternatifs, reliée à un transformateur sur lequel était monté en dérivation un condensateur. Une bobine à résistance magnétique variable, intercalée dans le circuit, nous permettait d'élever progressivement le potentiel qui nous était indiqué par un électromètre de Curie.

« A 6000 volts., commençait le dégagement d'ozone qui, à 8000 volts., devenait plus que suffisant, les tubes commençaient même à chauffer. Pour éviter cette élévation de température, nous redescendions à 7000 volts. et laissions marcher l'appareil. Au bout d'un quart d'heure, l'atmosphère du laboratoire était absolument obscurcie par une buée bleuâtre qui ne pouvait être que de l'aluminim ou des oxydes d'aluminim. L'armature de nos tubes était constituée par une feuille de métal.

« Nous avons cherché ensuite si, avec tous les métaux, le même déplacement se produisait et croyons pouvoir affirmer qu'aucun n'y échappe.

« Nous recherchons actuellement les poids de métal ainsi déplacé. Pour le mercure voici les chiffres que nous avons obtenus :

« Opérant avec le dispositif expérimental décrit plus haut : 0^{mm}, 045 de son poids.

« Le même appareil, avec une bobine de Ruhmkorff donnant un centimètre, 5 d'étincelle, a perdu en trois heures 0,0584 dix-millièmes de milligramme, chiffre que nous pouvons considérer comme étant d'une approximation très suffisante, puisqu'une seconde expérience, ayant duré deux heures et demie, nous donnait une perte de 0, 0805.

(30 juillet 1891)

DU TRAITEMENT

DE LA

TUBERCULOSE PULMONAIRE

PAR LES

INHALATIONS D'AIR OZONISÉ

**Communication faite au Congrès de la Tuberculose, à Paris
le 18 août, 1891**

PAR MM. DONATIEN LABBÉ et OUDIN

Anciens internes des hôpitaux de Paris

———◆———

Un travail antérieur et deux communications récentes faites, l'une à l'Académie des Sciences par M. le Professeur Schutzemberger, l'autre par nous à l'Académie de Médecine, ont suffisamment établi et démontré l'innocuité absolue des inhalations d'air ozonisé préparées au moyen de l'effluve électrique éclatant entre les surfaces concentriques d'un tube vide d'air et d'un cylindre métallique, le tube étant relié au pôle négatif d'une bobine de Ruhmkorff et le métal au pôle positif. Le rendement des tubes ainsi faits ne dépasse jamais ce que nous appelerons la dose thérapeutique qui est d'environ 11 à 12 centièmes de milligramme par litre d'air, bien que la polarité indiquée ci-dessus l'augmente notablement.

Le gaz ainsi préparé au moyen d'un courant alternatif de 6000 volts au moins, agit par son action propre, éminemment comburante et reconstituante et bénéficie des propriétés thérapeutiques du métal servant d'électrode. En effet, les alternances du courant à tension très élevée provoquent un ébranlement moléculaire du métal très suffisant pour que des quantités notables en soient entrainées par le courant d'ozone. Nous avons pu établir expérimentalement, dans le laboratoire de M. Schutzemberger que nous entrainions ainsi en deux heures de 85 à 90 milligrammes de mercure qui nous servait alors d'électrode· (Habituellement nous employons l'aluminium.)

Si l'on songe, d'une part, à l'activité extrême des corps à l'état naissant, d'autre part, à la grande faculté d'absorption de la muqueuse bronchique, et à ce fait que les molécules de métal ou d'oxyde entrainées par l'ozone doivent venir se fixer immédiatement sur les globules sanguins, on conviendra qu'il y a peut-être là une nouvelle voie thérapeutique féconde.

L'ozone est le plus puissant des comburants : c'est de l'oxygène dont la formule est O^3.

Nous avons cherché d'abord qu'elle pouvait être l'influence de ces propriétés éminemment oxydantes sur la nutrition en général, et en particulier, chez des sujets en état de misère physiologique, chez des anémiques.

Quant le taux d'oxyhémoglobine est inférieur à la normale, c'est-à-dire de 9 ou 10 $^0/_0$, ce qui est à peu près la règle chez les tuberculeux, une inhalation d'un quart d'heure d'ozone le fait augmenter de 1 0[0 ; cette augmentation, temporaire d'abord, devient permanente après un certain nombre de séances d'inhalation et on peut affirmer qu'en moyenne, ou bout de 15 jours ou 3 semaines de traitement, le malade atteint le chiffre physiologique. Ceci s'accompagne nécessairement, chez les anémiques, d'oxydations plus énergiques, de combustions plus actives qui appellent un renouvellement plus rapide des matériaux nutritifs, d'où très vite augmentation de l'appétit qui prend même chez certains malades des exigences inconnues jusqu'alors, retour des forces, disparition des accidents, enfin *restitutio ad integrum*.

Ces résultats auraient suffi à eux seuls pour engager à essayer de l'ozone sur des tuberculeux, espérant que l'amélioration générale nous permettrait de gagner du temps, ce qui est déjà si important avec ces malades. Mais une autre haute considération, de la plus grande valeur, devait aussi nous pousser dans cette voie, c'est l'action manifestement parasiticide et antiseptique de l'ozone. L'usage interne des meilleurs antiseptiques se trouve forcément limité à une dose que leur toxicité rend souvent illusoire. L'ozone, au contraire, germicide éminemment réparateur et reconstituant, agit en même temps sur le bacile pour le détruire et sur le terrain pour lui donner l'intégrité qui doit le rendre réfractaire à la prolifération du bacile.

Nous ne pouvons entrer ici dans le détail des expériences qui nous font affirmer cette action puissamment germicide de l'ozone. Elle a d'ailleurs été suffisamment démontrée avant nous, pour que nous n'ayons pas à insister davantage. Disons cependant que ces expériences, nous les avons refaites au point de vue de la bactériologie spéciale de la tuberculose, et par les procédés de la science actuelle : cultures, examen bacilaire des crachats, etc. et qu'elles nous ont donné les mêmes résultats.

A ces considérations théoriques, nous venons, Messieurs, apporter la consécration clinique nécessaire, basée sur un ensemble de 38 observations de tuberculeux traités par l'ozone.

Les premières observations remontent à 3 ans.

Elles portent sur 7 malades au 1er degré :

« 23 » 2me »
« 8 » 3me »

Tous, sans exception, ont éprouvé une amélioration considérable de leur état, permanente pour le plus grand nombre, et cela depuis assez longtemps chez 13 d'entre eux, pour qu'on puisse les considérer comme guéris. L'amélioration n'a été que temporaire pour quelques malades qui étaient arrivés à un état de cachexie profonde.

La première manifestation du traitement est le retour de l'appétit qui devient bientôt impérieux, obligeant les malades à 4 ou 5 repas par jour. Puis on voit diminuer et rapidement disparaitre la diarrhée, les vomissements et les sueurs. Cette triple amélioration s'accompagne bientôt du retour des forces et de l'enbonpoint et chez nos malades l'augmentation de poids s'accusait à la fin du traitement par les chiffres suivants :

1	Malade a gagné	0 k 500
6	—	1 k 500
3	—	2 k 000
2	—	2 k 500
1	—	2 k 700
2	—	3 k 000
3	—	3 k 500
1	—	4 k 000
1	—	4 k 500
2	—	5 k 000
2	—	7 k 000
1	—	9 k 000
1	—	10 k 500
2	Malades sont restés stationnaires	
1	— a perdu 0 k 500	
10	— n'ont pas été pesés.	

En résumé nous avons obtenu une augmentation de 3 kilogrammes par malade.

A ce retour de l'enbompoint correspond une progression constante et concordante de l'oxyhémoglobine, qui été examinée chez tous nos malades par le procédé d'hématospectroscopie d'Hénocque.

2 Malades ont gagné 1 0|0 étant partis de 10-11
5   —   1,5 0|0   —   6,5-0|0, 5-9, 5-11
4   —   2 0|0   —   9-9, 5-11
5   —   2,5 0|0   —   6, 5-8, 5-9-9, 5
10   —   3 0|0   —   7, 5-8, 5-9, 5
1   —   3,5 0|o   —   6
6   —   4 0|0   —   5-5, 5-7-8-9, 5
4 n'ont pas été examinés.

Ce qui fait en moyenne près de 3 0|0 d'augmentation par malade.

Les symptômes fonctionnels s'amendent aussi très heureusement et très rapidement ; la toux devient de plus en plus rare pour ne plus se produire qu'au réveil avant de disparaître complètement. L'expectoration purulente devient muqueuse et de moins en moins abondante. Plusieurs de nos malades avaient ou des hémoptysies, même fréquentes et sérieuses. Chez aucun elles ne se sont reproduites dans le cours du traitement. Les points douloureux, la dyspepsie disparaissent aussi au fur et à mesure que l'état local s'améliore. Il en est de même de la fièvre.

Nous en dirons autant des signes physiques pour lesquels une énumération serait fastidieuse. On en trouvera les détails tout au long dans nos observations.

Disons cependant que chez les malades au premier degré, au bout de deux mois, au maximum, il n'y avait plus de bruits anormaux. Même chez des malades au troisième, nous avons noté des modifications sthétoscopiques notables, comme la disparition du gargouillement.

Un dernier procédé d'examen clinique auquel nous avons recours chaque fois que l'intelligence des malades le permet, rendra compte mieux que toute description de l'amélioration pulmonaire ; c'est la mesure de la capacité respiratoire faite au commencement et à la fin du traitement.

10	malades ont gagné	100	et	cubes
1	—	200		—
3	—	300		—
1	—	600		—
2	—	800		—
1	—	1,800		—

Ce qui fait près d'un demi-litre de gain par malade. Ce sont surtout les tuberculeux au premier et deuxième degrés qui ont ainsi gagné en capacité respiratoire, les malades au troisième degré restent à peu près stationnaires et ce sont eux qui baissent le chiffre de notre moyenne.

Voici en résumé les résultats thérapeutiques que nous avons obtenus :

Sur nos 38 tuberculeux, on en comptait, comme nous l'avons dit au début,

7 au premier degré,

28 au deuxième degré.

8 au troisième degré.

Nous pouvons en considérer comme guéris :

7 au premier degré, 6 au deuxième degré.

Comme très améliorés et restant améliorés :

16 au deuxième degré, 3 au troisième degré.

Les 6 autres ont succombé et parmi eux s'en trouve un au deuxième degré qui s'est suicidé ; les 5 derniers étaient déjà profondément cachectiques au début du traitement.

A nos observations personnelles, M. le docteur Desnos a bien voulu nous permettre, et nous l'en remercions vivement, de joindre celles de 15 malades traités depuis le mois de février 1891 dans son service à la Charité par les inhalations d'ozone. Ces observations portent sur 8 cas d'anémie et 7 de tuberculose pulmonaire.

Les anémiques ont tous été très vite améliorés ; 4 malades qui ont été pesés ont gagné en moyenne 1 k. 800 pour un mois de traitement. On a examiné le sang de 4 malades qui ont gagné pendant le même temps 3 0|0 d'oxyhémoglobine..

Les 7 tuberculeux ont été aussi très améliorés, mais le peu de temps qu'ils ont pu être suivis ne permet pas d'en tirer de conclusions rigoureuses.

4 ont été pesés ; pour une moyenne de 23 jours, ils ont gagné 1 k. 500.

Le sang de 3 malades a été examiné ; ils ont gagné en 14 jours 1. 33 0|0 en moyenne d'oxyhémoglobine.

M. le docteur Desnos nous engage à dire en son nom qu'il considère, d'après son expérience, l'ozone comme un agent curatif puissant appelé à rendre de grands services dans le traitement de l'anémie et de la tuberculose.

A l'éloquence des chiffres que nous venons de citer, nous ne voulons ajouter que quelques mots pour faire ressortir ce fait que nos malades ont tous, ou à peu près tous, été pris dans la classe pauvre, c'est-à-dire vivant dans des conditions d'hygiène détestables, qu'ils n'ont suivi d'autre traitement que leur inhalation d'un quart d'heure par jour, et cela, pour un certain nombre pendant un hiver long et rigoureux.

Aussi, sommes nous absolument convaincus, et plusieurs cas observés actuellement nous autorisent à l'affirmer, que l'on pourra obtenir par des inhalations plus longues et plus souvent répétées des résultats thérapeutiques beaucoup plus rapides, plus complets et plus concluants encore.

KÉPHYR

Le képhyr est obtenu à l'aide de lait et d'un ferment spécial. Le ferment est celui qui avec le lait de jument produit le Koumys du Caucase.

Par suite de l'introduction de ce ferment dans le lait, celui-ci est décomposé en : Alcool, peptones, acide lactique, acide carbonique.

Alcool. — L'alcool constitue un tonique de haut mérite, et se trouve en assez grande quantité dans le képhyr. (Les habitants du Caucase s'énivrent de Koumys).

Peptones. — Les peptones sont des matières albuminoïdes directement assimilables sans nécessité du ferment digestif. Il n'en résulte donc aucun travail et parconséquent aucune fatigue pour l'estomac.

Acide lactique. — C'est un médicament considéré comme très utile dans les affections de l'estomac et de l'intestin (gastrite, entérite des enfants et des adultes, choléra).

Normalement la muqueuse de l'estomac, secrète de l'acide lactique.

Enfin l'*acide carbonique*, peut dans une certaine mesure, faciliter la digestion.

Il en résulte donc que le képhyr est un aliment très tonique, très digestif, anti-vomitif, à conseiller dans les affections digestives et à toutes les personnes atteintes de bronchite, d'anémie, de débilité, etc.

Cet aliment est très employé dans les hôpitaux de Paris, où tous les dyspeptiques et les phtisiques l'emploient.

Ajoutons que le lait qui est employé dans la fabrication de notre képhir est d'abord stérilisé avant l'introduction du ferment.

La préparation du héphyr étant assez longue, les personnes qui désirent en faire usage sont priées de nous prévenir 2 ou 3 jours à l'avance.

Suivant que la fermentation s'est prolongée pendant 1, 2 ou 3 jours on obtient des képhyrs faibles, moyens ou forts.

Les malades commencent généralement par prendre des képhyrs faibles pour arriver à prendre les héphyrs forts.

STÉRILISATEUR BRÉVETÉ S.G.D.G.

Cet appareil a pour but d'obtenir du lait absolument stérilisé et n'ayant pas le goût de cuit.

Le lait introduit dans l'appareil est placé dans un Bain-Marie. Un tube placé à la partie supérieure et portant deux traits, ferme hermétiquement l'appareil. Le lait en s'échauffant se dilate, monte dans le tube. L'air se trouvant comprimé exerce une forte pression sur le liquide, par conséquent empêche l'ébullition.

Quand le lait est arrivé au trait supérieur, la pasteurisation est complète et le lait n'a pas le goût de cuit du lait que l'on fait bouillir à l'air libre.

Cet appareil est particulièrement recommandé pour l'alimentation des jeunes enfants, lorsqu'on ne peut connaître l'état de l'animal qui fournit le lait.

OXYGÈNE
EXTRAIT DE L'AIR ATMOSPHÉRIQUE

L'oxygène a ses indications dans un nombre considérable de maladies. Couramment employé à Paris, après expérience faites dans les hôpitaux, il était d'un usage plus restreint en province en raison de la grande difficulté que les Docteurs avaient à se le procurer d'une manière pratique et courante.

Aujourd'hui, grâce à un dispositif spécial, ce gaz renfermé sous de grands volumes dans des récipients relativement petits, peut être envoyé à de grandes distances. L'Oxygène est retiré du récépient et reçu dans un ballon de caoutchouc où le malade peut le prendre en inhalation.

APPLICATIONS THÉRAPEUTIQUES

A ce point de vue citons textuellement le résumé de ses propriétés que nous trouvons à la page 49 du Volume XXXIV de la *Revue thérapeutique de Hayem* (Mars 1889).

« Dans les **Affections du cœur**, il est utile dans les cas de compensation insuffisante ou **Asystolie** ; il n'agit pas tant comme excitant du cœur que comme sédatif des accès de dyspnée. En diminuant la fréquence de la respiration et du pouls, il amène une sensation de soulagement et de bien-être.

Dans les **Pneumonies**, il pare aux phénomènes d'asphyxie dûs à la diffusion rapide et étendue des lésions. Il est utile dans les accès de **Dyspnée** en général et particulièrement dans ceux qui dépendent du **Catarrhe bronchique** avec **Emphysème**.

Dans les **Néphrites**, il modifie non-seulement la sécrétion de l'urée et de l'albumine, mais il combat l'anxiété, l'insomnie et le **Catarrhe bronchique**.

Dans la **chlorose** et l'**anémie**, il est utile en excitant les fonctions organiques et en favorisant le travail de réparation produit par une bonne alimentation et le traitement ferrugineux.

Dans la **Dispepsie** et **le Catarrhe gastrique chronique**, l'Oxigène peut être employé en insufflations, préalablement lavé et contenant encore un peu d'Eau de lavage dans laquelle on a fait barbotter le gaz. Il empêche les fermentations anormales, combat les paresthésies qui en résultent et augmente la **tonicité des parois gastriques.**

Des travaux plus récents l'ont démontré très efficace dans le traitement des " **Vomissements de la grossesse** " ainsi que dans certaines formes de **Tuberculose pulmonaire** (formes apyrétiques) »

Nous désirons appeler tout particulièrement l'attention de MM. les Docteurs sur la pureté absolue de notre oxygène.

Cet oxygène est extrait de l'air atmosphérique dans une usine située près du bois de Boulogne, à Passy, par les procédés de Boussingaut et de Sainte Claire Deville, modifiés légèrement et perfectionnés. Sur de la Baryte chauffée au rouge cerise dans des appareils spéciaux, on fait passer un courant d'air.

La baryte retient l'oxygène et l'azote est rejeté.

En élevant la température de la Baryte jusqu'au rouge blanc, celle-ci restitue l'oxygène qu'elle avait fixé.

Cet oxygène est ensuite refoulé à l'aide de pompes très puissantes dans des tubes en acier à une pression de 125 atmosphères.

On voit donc que la température très considérable à laquelle l'oxygène a été porté et la pression formidable à laquelle il a été emmagasiné dans les récipients, sont des garants absolus de la pureté du gaz.

L'oxygène après avoir barbotté dans un laveur.

spécial est reçu dans des sacs en caoutchouc d'où le malade peut l'inhaler.

Quand les malades doivent en faire une assez grande consommation, nous l'emmagasinons dans des récipients qui contiennent 200 litres d'oxygène.

Ces récipients d'une contenance de 25 litres environ, dans lesquels le gaz est comprimé à 9 atmosphères, permettent de livrer 200 litres d'oxygène.

Une valve ou robinet, munie d'un téton sert à maintenir le gaz dans le récipient. Si l'on veut emplir le sac à gaz d'où le malade doit retirer l'oxygène pour l'inhalation, le tuyau de caoutchouc du sac est adapté au téton et la valve ouverte doucement jusqu'au remplissage du sac.

(Pour la vente à Menton, s'adresser à Messieurs ODDO, BAIN, GILSON, FARAUT et BEZOS, pharmaciens.)

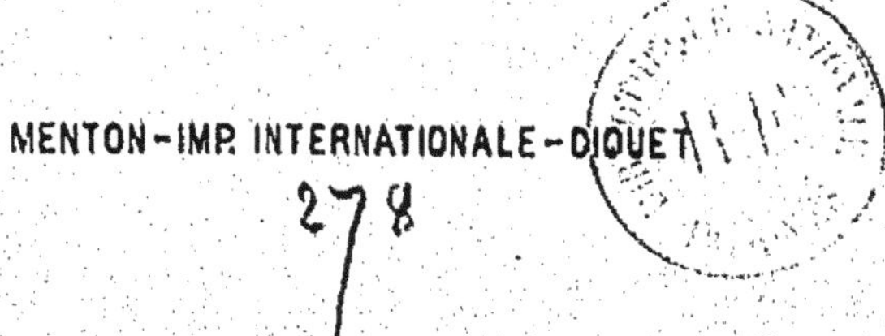

INSTITUT AÉRO-PNEUMATIQUE

DE

MENTON

EXTRAIT

De la Semaine Médicale du 2 novembre 1892 (n° 54).

CINQUIÈME CONGRÈS DE LA SOCIÉTÉ ITALIENNE DE MÉDECINE INTERNE
Tenu à Rome du 25 au 28 octobre 1892.

Séance du 25 octobre (matin)· Présidence de M. BACCELLI.

DE L'AÉROTHÉRAPIE

M. C. Forlanini (de Turin), *rapporteur.* — Les origines de l'aérothérapie remontent à l'année 1834, époque à laquelle Tabarié a déposé, à l'Académie de médecine de Paris, un mémoire sur les applications thérapeutiques de l'air comprimé. Cette communication resta dans l'oubli pendant des années, puis on y revint à plusieurs reprises. Parmi les travaux relativement récents sur l'aérothérapie, les plus marquants sont, sans contredit, ceux de Hanke et de Waldenburg, qui ajoutèrent aux procédés anciens du bain d'air comprimé ceux des appareils transportables.

L'idée première dont s'était inspirée l'aérothérapie était de fournir aux malades un air plus riche en oxygène que celui de l'atmosphère ambiante, dans les cas où l'absorption de l'oxygène par les cellules protoplasmiques est diminuée. En effet, l'expérience clinique a démontré depuis les effets favorables de l'air comprimé dans les affections pulmonaires et cardiaques, ainsi que dans les cas d'insuffisance de l'hémoglobine.

Toutes ces applications de l'aérothérapie ne se rapportent qu'à la *respiration externe.* Par contre, l'influence de l'oxygène sur la *respiration interne,* sur la respiration intime des tissus n'a pas encore été étudiée jusqu'ici. Mais, comme on peut admettre que le protoplasma cellulaire normal réagit vis-à-vis d'un surcroît d'oxygène par une suractivité fonctionnelle et par l'accélération des processus d'oxydation, il reste à rechercher quelle influence l'apport de l'oxygène exerce sur les troubles de la fonction respiratoire de ce protoplasma et sur les produits de la désassimilation retardante.

J'ai, depuis le mois de mars, entrepris des recherches expérimentales dans le but d'étudier l'action du bain d'air comprimé sur les désassimilations incomplètes. Mes recherches ont porté sur la glycosurie, sur l'acétonurie, sur les phénols de la putréfaction intestinale, ainsi que sur certaines affections pulmonaires et rénales.

Glycosurie des diabétiques : J'ai soumis 14 malades atteints de diabète sucré au traitement par le bain d'air comprimé, dont j'augmentais progressivement la durée (jusqu'à sept heures) et la pression. Dans plusieurs cas, j'ai obtenu une guérison complète qui ne s'est pas démentie après la cessation du traitement, bien que les malades mangeassent du pain à volonté alors qu'ils ne pouvaient le tolérer auparavant. Dans les autres cas, le bain pneumatique a amené une diminution considérable du sucre dans l'urine. La diminution et la disparition de la glycosurie se sont toujours produites graduellement. J'ajouterai que, pendant toute la durée du traitement, la quantité d'urine émise en vingt-quatre heures s'est toujours maintenue un peu au-dessus de la normale.

La diversité d'origine des diabètes guéris ou améliorés par le bain pneumatique peut faire supposer que, dans ces cas, l'air comprimé a agi en produisant une pure et simple combustion de la glycose. Mais cette hypothèse n'explique pas la persistance de la guérison obtenue.

Acétonurie : Le bain pneumatique amène aussi la combustion de l'acétone, dont la quantité diminue dans les urines parallèlement à celle de la glycose. Lorsque la glycosurie disparaît, on ne trouve plus d'acétone dans les urines. Le bain pneumatique fait disparaître aussi l'acétonurie provoquée artificiellement chez les animaux, soit par l'introduction de l'acétone dans l'estomac, soit par l'extirpation du plexus cardiaque ou du pancréas.

Phénols de la putréfaction intestinale : On sait que dans les cas de troubles des oxydations organiques, on trouve dans l'urine des restes de phénols incomplètement comburés sous forme de substances sulfo-conjuguées. Or, l'expérience m'a montré que ces produits sont comburés sous l'influence du bain d'air comprimé. Cette combustion ne porte toutefois que sur une petite quantité des phénols intestinaux. Il ne peut en être autrement. En effet, le bain d'air comprimé ne peut agir sur ces phénols que pendant le trajet très court qu'ils font en se rendant de l'intestin aux viscères (foie, pancréas), où ils s'unissent au radical SO3 sous la protection duquel ils circulent impunément jusqu'à leur passage à travers le filtre rénal.

Par analogie, je crois pouvoir admettre que le bain d'air comprimé exerce aussi son action comburante sur les autres produits de la désassimilation incomplète.

Le pouvoir oxydant du bain d'air comprimé trouve ses applications thérapeutiques dans un grand nombre d'états provoqués par le ralentissement de la nutrition (dans presque toutes les maladies chroniques, dans les convalescences prolongées à la suite de maladies aiguës), dans les auto-intoxications à marche lente (cachexie des tuberculeux), ainsi que dans les affections rénales.

Quelques autres indications relatives à l'usage thérapeutique du bain d'air comprimé découlent de l'action excitante de ce bain sur le protoplasma cellulaire et sont fournies, en outre, par les troubles divers de l'aéro-dynamique pulmonaire et de l'aérochimie du sang.

Ce n'est pas la pression totale de l'air qui détermine le pouvoir oxydant du bain pneumatique, mais la pression partielle sous laquelle s'y trouve le gaz actif, l'oxygène, pression supérieure à celle que subit le même gaz dans l'air ambiant. Pour cette raison, tout autre corps gazeux introduit artificiellement dans le bain pneumatique sera activement absorbé par l'organisme. Plusieurs médecins se sont déjà servis de ce moyen pour provoquer l'absorption de diverses substances médicamenteuses (G. Sée pour le gaïacol, Paul Bert pour le protoxyde d'azote, etc.).

Les expériences que j'ai instituées à ce sujet avec le gaïacol m'ont donné les résultats suivants :

1° La quantité de gaïacol absorbé dans un bain pneumatique à la pression ordinaire est déjà assez considérable, et correspond à 0 gr. 50 centigrammes de gaïacol administré en lavement;

2° La dose de gaïacol absorbé est beaucoup plus considérable lorsque la pression est plus élevée;

3° Le gaïacol absorbé sous l'influence du bain pneumatique reste plus longtemps dans l'organisme que dans les cas où il est administré par la voie buccale ou rectale;

4° Tout le gaïacol absorbé dans le bain pneumatique traverse forcément les voies pulmonaires, tandis qu'avec les autres procédés d'administration, rien ne garantit la pénétration de ce médicament dans les poumons.

Ces mêmes conclusions s'appliquent naturellement à la créosote, au protoxyde d'azote et à tout autre corps qui se volatilise à la température ordinaire.

Le bain d'air comprimé constitue donc un moyen général pour introduire dans l'organisme, par la voie pulmonaire, des médicaments volatils en quantité notable et pour y faire séjourner ces médicaments sous une pression quelconque et pendant un temps relativement long.

Tel est un des premiers résultats de l'aérothérapie qui, dans ce cas, peut être appelée *aérothérapie chimique*. Mais il existe encore une *aérothérapie mécanique* basée sur les changements que les variations de la pression atmosphérique extérieure, agissant sur la surface du corps, exercent sur la distribution du sang, sur la forme et l'amplitude des mouvements respiratoires, ainsi que sur la ventilation pulmonaire.

Les moyens qui permettent de réaliser l'aérothérapie mécanique sont la ventouse de Junod et les appareils de Waldenburg.

L'aérothérapie mécanique est indiquée dans les divers troubles de la circulation, quelle que soit leur origine, et particulièrement dans les hémoptysies et les affections cardiaques avec troubles de la compensation.

Pour ce qui concerne les organes de la respiration, on peut dire qu'il n'y a pas d'affection de ces organes qui ne puisse présenter à certains moments des indications pour l'aérothérapie. Mais celle-ci est plus spécialement indiquée dans l'emphysème pulmonaire avec catarrhe diffus des bronches et dans l'épanchement pleurétique.

C'est à tort qu'on a prétendu que les inspirations d'air comprimé et la distension forcée du parenchyme pulmonaire qu'elles entraînent produisent l'emphysème pulmonaire. Ce emphysème ne provient jamais d'efforts inspiratoires exagérés, mais il est dû uniquement à des lésions anatomiques fines du tissu pulmonaire.

M. Queirolo (de Gênes). — Je suis d'accord avec M. Forlanini sur la valeur des inhalations d'air comprimé lorsqu'il s'agit d'obtenir une ischémie temporaire des poumons, comme par exemple dans les cas d'hémoptysies. Par contre, je doute que le déplacement d'une grande quantité de sang au moyen de la ventouse de Junod puisse être utile chez les cardiaques. Je pense même que ce moyen peut être dangereux dans les cardiopathies, car, en supprimant l'élasticité des vaisseaux périphériques, il prive le cœur d'un auxiliaire qui lui est indispensable. L'équilibre hydrostatique se rétablit plus promptement à la suite de la saignée.

M. Giuffré (de Palerme) dit qu'il préfère, pour les affections pulmonaires, le fauteuil de Rossbach.

M. Baccelli (de Rome). — Les études sur l'aérothérapie ont une grande importance et méritent d'être continuées. En Italie, elles ont eu pour initiateurs Gorelli et Bellini. Pour ce qui me concerne, je me sers déjà depuis plusieurs années et avec succès des inhalations d'oxygène et d'air comprimé dans le traitement de l'asthme bronchique.

M. Forlanini. — Comme M. Queirolo, dans les affections cardiaques, je préfère, à la ventouse de Junod, les inspirations d'air comprimé au moyen d'appareils pneumatiques.

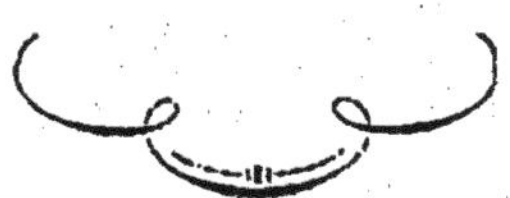

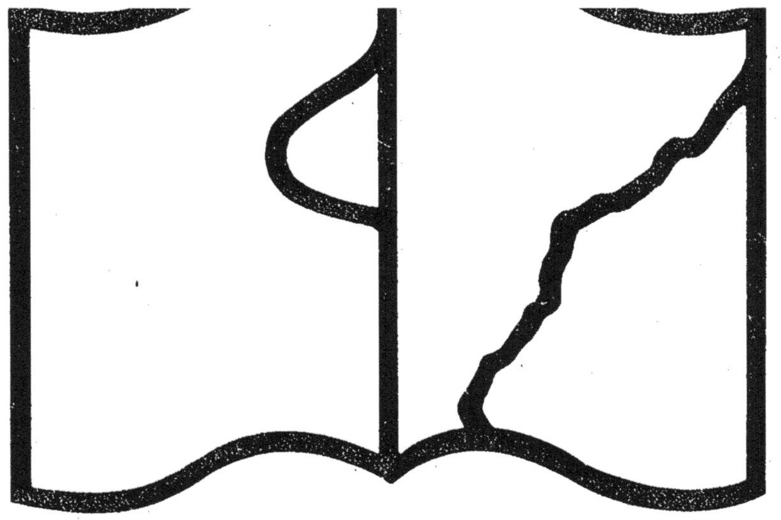

Texte détérioré — reliure défectueuse

NF Z 43-120-11